AF234128

DISSERTATION

SUR LES AVANTAGES DES NOUVELLES

DENTS ET RATELIERS

ARTIFICIELS,

INCORRUPTIBLES ET SANS ODEUR,

INVENTÉS

PAR M. DUBOIS DE CHÉMANT,

Maitre en Chirurgie et Dentiste, approuvés par la Faculté & par la Société Royale de Médecine, & par l'Académie des Sciences de Paris.

SUIVIE

D'UNE RÉFUTATION SOMMAIRE

DES ASSERTIONS

Avancées par M. DUBOIS FOUCOU, *Dentiste du Roi, dans sa Lettre aux Auteurs du Journal de Paris,* le 18 Mai 1788.

Non est invidia super invidiam dentarici.

NOUVELLE ÉDITION.

A PARIS.

Chez
{
L'AUTEUR, Place & Cul-de-sac de Conty, derrière la Monnoie, N° 4.
GATTEY, Libraire, Galerie du Palais-Royal, N° 14 & 15.

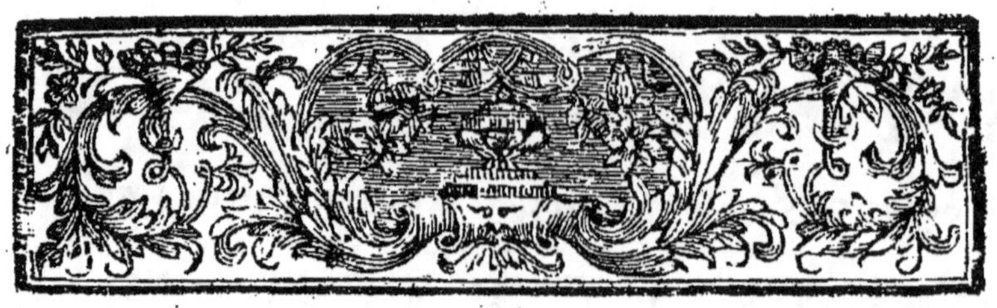

DISSERTATION

Sur les avantages des nouvelles Dents &
Rateliers artificiels, incorruptibles &
fans odeur.

Depuis que l'induftrie humaine a imaginé
de fuppléer à la perte des Dents par d'autres
Dents factices, l'Art s'eft toujours borné au choix
des fubftances tirées du règne animal ; telles font
les Dents humaines, celles de l'hippopotame ou
cheval marin, celles de l'éléphan, du bœuf,
du veau, ainfi que certains os de différens autres
animaux &c. &c. Mais perfonne n'ignore, &
l'expérience ne l'a que trop démontré, que toutes
ces fubftances étant de matière poreufe, font
fufceptibles de s'emprégner de la falive & des
particules alimentaires que la chaleur continuelle
de la bouche fait fermenter. Cette fermentation
ne manque pas de produire bientôt une putréfaction qui infecte la bouche & l'haleine, inconvéniens, tout à la fois nuifibles à la fanté, &
infupportables à l'odorat ; qui même donnent
lieu de croire que les miafmes putrides qui fe
détachent & s'exhalent de ces foyers de corrup-

A 2

tion portés dans la maſſe du ſang par l'intro-
miſſion de la ſalive dans l'eſtomac, & par l'inſ-
piration de l'air dans les poumons, donnent
ſouvent lieu à des maladies dont on ignore la
cauſe.

Ce ne ſont pas là les ſeuls inconvéniens qui
réſultent de cette ſubſtitution de matières animales
aux Dents naturelles. Etant ſuſceptibles de ſe
ramolir dans l'eau, la ſalive produit non-ſeulement
l'effet de l'eau, mais elle concourt avec l'air &
les autres cauſes de fermentation à ronger & à
carier ces ſubſtances, d'où il réſulte que lors ce
que c'eſt une Dent à pivot, le trou dans lequel
il eſt logé s'aggrandit; la Dent factice tombe
ou eſt avalée, & le pivot reſte à la racine.

Il en eſt à peu près de même des Dents attachées
avec des fils, qu'on eſt obligé de faire toucher
aux parties latérales des Dents voiſines auxquelles
elles ſont attachées. Qu'arrive-t-il alors? La
pièce artificielle ſe retréciſſant par les cauſes déja
expliquées, les Dents qui leur ſervent d'attache
ſe déplacent de leurs alvéoles par le ſerrement
du fil qui tend toujours à les rapprocher des
Dents artificielles. La douleur & l'inflammation
ſurviennent; & bientôt après la chûte de ces
mêmes Dents oblige à en faire faire d'autres.

Si on fait attention que les bonnes qualités
du ſang dépendent le plus ſouvent d'un chyle
doux & louable & bien élaboré; & ſi l'on
conſidère que cette élaboration ne peut ſe faire
qu'autant que l'eſtomac reçoit des alimens bien
broyés & bien triturés, ce qui ne peut ſe
faire ſans les Dents, il n'y a perſonne qui rai-
ſonnant d'après ces principe n'ait recours aux

Dents artificielles. Mais combien de personnes ont été privées de ce secours à cause de la mauvaise odeur des anciennes substances & de leur corruptibilité, jointe à la difficulté qu'on éprouve dans la confection de ces sortes d'ouvrages qu'il n'est pas toujours possible d'adapter d'une manière bien conforme à la surface des gencives, & qui d'ailleurs n'imite jamais bien la nature.

Quant aux Dents humaines en particulier, il me suffira de faire observer au lecteur ce qu'il connoît déja par la lecture des journaux qui ont souvent annoncé que des accidens graves, même la mort, ont suivis l'usage imprudent que l'on avoit fait de ces dents, parce qu'elles étoient infectés d'un venin quelconque, & duquel il n'est pas toujours possible de se garantir : car j'ai eu occasion de voir plusieurs personnes qui ont été inoculées pour s'être fait poser des Dents humaines.

Pénétré de toutes ces vérités, & surpris du peu de progrès de l'Art dans cette branche de Chirurgie, aussi belle qu'essentielle à notre individu, tandis qu'elle en a fait de si rapides dans toutes les autres ; j'en ai fait l'objet de mon étude, & j'ai multiplié mes expériences sans être rebuté par les frais qu'elles entraînoient.

Convaincu de l'insuffisance des substances animales, & de l'impossibilité d'empêcher leur décomposition, j'ai cherché dans le règne minéral des substances incorruptibles sur lesquelles l'air, la salive & les alimens ne fissent aucune impression, & susceptibles des formes les plus convenables aux fonctions importantes que je cherche à rétablir. Je suis enfin parvenu, après bien des recherches, à composer une pâte minérale ductile, susceptible de recevoir l'empreinte juste & exacte des gencives & portions de Dents, sans être obligé de les extraire; & j'ai eu la satisfaction de donner à cette matière, par des procédés particuliers, un degré de solidité qui la rend capable de résister aux plus grands efforts sans se casser, ni produire aucuns des effets qui peuvent résulter de la fracture ou de l'exfoliation des matières animales employées jusques à présent.

La teinte que je donne à cette matière est inaltérable, & j'ai la faculté de lui donner celle des gencives, de manière que je peux réparer la perte de substance des mâchoires en imitant, sur la matière que je façonne à mon gré, la couleur naturelle aux parties que je veux suppléer.

Si l'on considère que mes nouvelles Dents & Rateliers joignent à tant d'avantages, ceux de s'adapter facilement sur les gencives, que je ne fais aucune séparation entre les Dents, quoique l'intervalle en soit très-distinct (ce qui empêche les débris des alimens de se loger dans les interstices); si l'on considère enfin que j'imite toutes sortes de couleurs de Dents, & qu'elles ressemblent parfaitement aux naturelles, l'on n'hésitera pas de leur donner la préférence.

Je n'en dirai pas davantage sur la nécessité des Dents & des Rateliers en général, ainsi que sur la préférence que l'on doit à ceux de ma composition, me réservant de traiter de ces objets plus au long dans un ouvrage dont je m'occupe tous les jours , & dans lequel je parlerai des maladies de la Bouche , celles des Dents & des Gencives , avec des notes & observations relatives.

Il me reste à parler des méchaniques & ressorts que j'employe pour maintenir les Dents & Rateliers de ma composition. Ce n'étoit pas assez pour moi d'avoir en mon pouvoir une matière solide & susceptible de formes convenables ; mécontent des ressorts qu'on employoit jusqu'à ce jour , j'ai cherché à les perfectionner , & je crois pouvoir me flatter que ceux que j'adapte à mes Rateliers , réunissent la fléxibilité & la solidité , de manière à obéir à tous les mouvemens des mâchoires sans aucun inconvénient , ce qui leur a mérité le suffrage des gens de l'Art , & de tous ceux qui en font usage. J'ai aussi imaginé une nouvelle méchanique très-simple & très-solide pour maintenir un Ratelier à la mâchoire supérieure , quoiqu'il n'y eut aucunes Dents , lequel on ôte & remet à volonté sans occasionner la moindre douleur (1).

---

(1) Un des avantages économiques , non moins précieux pour bien des personnes , c'est qu'un seul Ratelier suffit pour la vie d'un homme , sans être obligé d'en faire refaire tous les ans , comme cela se pratiquoit avec les anciennes substances à cause de leur corruptibilité , & M. Dubois de Chémant garantit ceux de sa composition pour la vie. Il prévient les personnes de quelque pays qu'elles puissent être qui voudroient avoir recours à son Art , qu'elles peuvent le faire sans se déplacer , pourvu qu'elles envoyent des modèles justes & exacts ; tels qu'il leur prescrit dans un imprimé qu'il leur enverra......

S'il m'étoit permis de citer les personnes de la plus haute considération qui m'honorent de leur confiance, qui se servent avec le plus grand succès des Dents & Rateliers de ma composition, je pourrois appuyer par leurs suffrages l'avantage de mes nouveaux procédés. Mais on aime à suppléer par l'industrie aux Dents qu'on a perdu ; & cependant peu de personnes veulent en convenir. Notre devoir étant d'observer le silence qui nous est prescrit, je préférerai toujours de taire les éloges que j'ai reçu, plutôt que de blesser l'amour-propre des personnes qui ont eu recours à mon art.

Comme dans le grand nombre de ceux qui font usage de mes Dents & mes Rateliers, il en est quelques-uns qui font au-dessus des préjugés, & qui ne croient pas assez récompenser un Artiste, s'ils ne lui donnent en même-tems une attestation de l'estime & de la reconnoissance qu'inspirent ses talens, je joindrai ici leur témoignage qu'on pourra invoquer, & dans cette classe font des Médecins & des Chirurgiens, témoins occulaires de mes opérations.

MM. Darcet, Docteur en Médecine & Professeur de Chimie au Collège Royal ; Geoffroy, Docteur-Régent de la Faculté de Médecine & Président de la Société, rue des Singes, au Marais ; de la Rivière, Médecin, rue du Cimetière Saint André-des-Arts ; de Fourcrois, Médecin & Professeur, au Jardin du Roi ; Allé, Médecin ; Desmay, Docteur en Médecine ; Petit-Radel, Docteur en Médecine ; Sabattier, de l'Académie des Sciences, Chirurgien-Major des Invalides ; Cadet, Membre de l'Académie de Chirurgie, rue du Mail; Cadet, Maître en Pharmacie de l'Académie des Sciences, rue Saint Honoré; Sue, Professeur-Royal d'Ana-tomie, rue de l'Arbre-sec; Brador, Professeur de Phisiologie aux Ecoles de Chirurgie; Piet, Professeur aux Ecoles de Chirurgie; Beaupreau, Dentiste & de l'Académie de Chirurgie; Deschamps, Chirurgien-Major de la Charité; Bonneau, Maître en Chirurgie de Paris; Duchateau, Apothicaire, à Saint-Germain-en-Laie; M. Sage, de l'Académie des Sciences, Professeur de Minéralogie, à la Monnoie.

Pour ne pas trop m'écarter des bornes que je me suis prescrits dans cette courte dissertation, je me contenterai d'insérer ici les approbations de la Faculté de Médecine & de l'Académie des Sciences, lesquelles tiendront lieu de l'approbation de la Société Royale de Médecine, qui est à peu près conçue dans les mêmes termes.

RAPPORT

De MM. les Commissaires nommés par la Faculté de Médecine de Paris, pour examiner les nouvelles Dents & Rateliers du sieur de Chémant.

M. LE DOYEN,

Nous avons examinés les nouveaux Rateliers & les Dents artificielles que le Sieur Dubois de Chémant forme avec une pâte de sa composition, qu'il fait durcir au feu. Ils sont d'une très-grande dureté, résistent long-tems au marteau, font feu avec le briquet & ne se dissolvent dans aucun des acides. Une pièce, repréſentant toutes les Dents de la mâchoire inférieure, jetée à terre, n'a pas été caſſée.

Les Rateliers, pour les mâchoires ſupérieures, ſont d'une ſeule pièce; les Dents ne ſont point ſéparées par des intervalles, elles ſont figurées chacune ſuivant leur forme naturelle, & un trait ombré paroit les ſéparer. Les gencives ſont auſſi parfaitement imitées; c'eſt ſeulement au bord de ces Rateliers où l'on voit des inégalités qui repréſentent les extrêmités ſupérieures des différentes ſortes de Dents,

La forme que le Sieur de Chémant donne à ſes Rateliers & aux Dents imite parfaitement la nature. Il a auſſi trouvé le moyen de donner le ton de couleur des Dents naturelles qu'il veut remplacer, ce qui fait que l'on ne peut pas diſtinguer les ſiennes de celles du ſujet; & comme la matière dont il ſe ſert eſt incorruptible, elle ne perd aucune de ſes propriétés avec le tems.

Le Ratelier, compoſé de deux mâchoires, eſt articulé par le moyen d'un reſſort, auſſi de l'invention de l'Auteur; ce reſſort donne la facilité de mouvoir les deux mâchoires ſans que ceux qui portent les Rateliers éprouvent aucune réſiſtance déſagréable ou incommode dans les divers mouvemens. Nous avons vû une mâchoire ſupérieure en place ſur le vivant; elle étoit parfaitement aſſujettie, ne gênoit point le malade, & repréſentoit la plus belle denture, ſoit quand il parloit, ſoit lorſqu'il rioit. Nous avons vu auſſi pluſieurs Dents réunies & aſſujetties dans la bouche d'une perſonne digne de foi, qui nous a aſſuré qu'elle mangeoit auſſi bien avec ſes Dents artificielles qu'avec ſes Dents naturelles.

L'invention du Sieur de Chémant nous a paru réunir tous les avantages que peuvent déſirer ceux qui ont beſoin des Rateliers ou des Dents artificielles. Lorſqu'il s'agit de remplacer une ou pluſieurs Dents de ſuite, il prend avec ſa pâte la longueur de l'eſpace à remplir & à la configuration des bords alvéolaires avec la plus grande préciſion. Il forme enſuite une pièce qu'il adapte juſte & qui n'incommode pas le malade. La dureté de la compoſition du Sieur de Chémant l'empêche de s'égréner dans la bouche pendant la maſtication, & ſon incorruptibilité l'empêche auſſi de ſe diſſoudre par les ſucs des alimens ou par les boiſſons acides; comme les Dents ne ſont pas ſéparées dans leur longueur, il ne peut s'y loger aucune parcelle d'alimens.

Jufqu'à préfent le Dentiftes n'avoient d'autres moyens pour remplacer les Dents que de fe fervir des fubftances offeufes, tirées de différens animaux ; ils en formoient des Dents féparées, ou plufieurs Dents réunies, ou, enfin, des Rateliers complets ; ils prenoient un morceau d'os pour former la pièce dont ils avoient befoin, & fe fervoient de la lime ou de la fcie pour la travailler. Lorfqu'ils vouloient faire un Ratelier pour une mâchoire ou pour les deux, ils donnoient à une portion d'os la configuration convenable ; enfuite ils marquoient les Dents avec un trait de fcie fuperficiel pour imiter l'intervalle qui fe trouve ordinairement entre chaque Dent : ces Dents, fur-tout celles de devant, reffembloient plutôt à des touches d'épinette qu'à des Dents ; & laiffoient un intervalle affez confidérable, tant à leur exrrémité fupérieure que dans leur longueur. Les alimens s'y amaffoient, fermentoient dans la bouche, s'y corrompoient & exhaloient une odeur infecte auffi nuifible aux malades qu'infupportable à ceux à qui ils parloient de près.

Nous croyons devoir obferver que les Dents ou Rateliers offeux, ayant fubi le travail de la lime ou de la fcie, étoient beaucoup plus difpofés à fe corrompre dans la bouche par la multitude des pores que ces inftrumens avoient ouverts, qui permettoient au fucs de la bouche & des alimens de la pénétrer. Il eft de fait que ces os s'amolliffoient, fe corrompoient & fe détruifoient dans la bouche. Nous avons vu fur un Ratelier deux Dents qui s'étoient exfoliées, & nous apportons à la Faculté un vieux Ratelier que nous a remis le Sieur de Chémant, qui s'eft ramolli & noirci dans la bouche de la perfonne qui l'a porté.

Les Dents & Rateliers du Sieur Dubois de Chémant n'ont aucun des inconvéniens de ceux faits avec les os ; ils ont l'avantage d'imiter parfaitement la forme de chaque efpèce de Dents, d'en figurer les intervalles fans laiffer de vuide, de repréfenter les gencives, & de s'adapter exactement fur le bord alvéolaire fans incommoder les malades. En conféquence nous penfons que la Faculté doit admettre la découverte du Sieur de Chémant comme une invention qui fait beaucoup d'honneur à fon Auteur, & qui doit être très-utile à ceux qui auront befoin des fecours de fon nouvel Art.

Et ont figné, DESCEMET, BAGET
& PETIT-RADEL.

EXTRAIT

Des Regiſtres de la Faculté de Médecine en l'Univerſité de Paris.

L'AN mil ſept cent quatre-vingt-neuf, le Lundi ſecond jour de Mars, la Faculté de Médecine aſſemblée à cinq h. de relevée, en ſes Ecoles ſupérieures, après avoir entendu le rapport que lui ont fait MM. *Deſcemet, Baget & Petit-Radel*, qu'elle avoit chargé d'examiner les Dents artificielles & les Rateliers, propoſés par M. *de Chémant*, Chirurgien & Dentiſte, a été unanimement d'avis, conformément audit Rapport, d'approuver les mêmes Dents & Rateliers artificiels, compoſés d'une pâte que le Sieur *de Chémant* fait durcir au feu, de manière que ces pièces réuniſſent la beauté, la ſolidité, la commodité & la ſalubrieé ; qualités reconnues par MM. les Commiſſaires, tant par les épreuves qu'ils ont fait ſubir aux échantillons préſentées par l'Inventeur, que parce qu'ils ont obſervé ſur les perſonnes qui en ont fait uſage, & j'ai conclu avec elle, *Edme-Claude Bouru*, Doyen.

De la part de MM. les Doyens & Docteurs Régents de la Faculté de Médecine de Paris, j'ai appoſé le petit Sceau, le 5 Mars 1789.

Signé, CRUCHOT, premier Appariteur & Greffier de ladite Faculté en l'Univerſité de Paris.

RAPPORT

De l'Académie des Sciences sur les Rateliers &
Dents de la nouvelle compofition de M. Dubois
de Chémant.

EXTRAIT *des Regiftres de l'Académie Royale*
des Sciences, du 10 *Juin* 1789.

NOUS avons été chargés, M. Darcet & moi, d'examiner les Rateliers & Dents de nouvelle compofition, que
M. Dubois de Chémant a préfentés à l'Académie, & de lui en
rendre compte. La Compagnie a pu juger, comme nous, que
ces Rateliers & Dents imitent de très-près la nature, tant par
la forme & la couleur que par celle des portions de gencives
artificielles qui les foutiennent, & auxquelles M. de Chémant
fait auffi donner beaucoup de reffemblance avec les gencives
naturelles. Mais ce qui leur mérite une préférence marquée fur
ceux qu'on a fabriqués jufqu'ici, c'eft qu'ils font d'une fubf-
tance dure, fur laquelle la falive & les reftes d'alimens, qui
peuvent féjourner dans la bouche, n'ont aucune action ; au lieu
que les autres, faits avec des fubftances animales & peu fem-
blables d'ailleurs à des Dents naturelles, s'altèrent aifément,
prennent une couleur fale ; & contractent une odeur plus ou
moins défagréable, & qui peut être nuifible à la fanté. La matière dont M. de Chémant fe fert, eft une pâte minérale à
laquelle il eft parvenu, après divers effais, à donner une couleur
femblable à celle des Dents qu'ils fe propofe de remplacer. Il
fait lui faire prendre toutes les formes, pour en faire des Rateliers complets, des demi Rateliers, pour la mâchoire fupérieure ou inférieure ; des portions de Rateliers, lorfqu'il refte
en haut ou en bas des Dents qui peuvent être confervées, & des
Dents uniques, doubles triples ou quadruples fuivant le befoin.
Les Rateliers complets fe meuvent au moyen des refforts de

l'invention de M. de Chémant, lesquels sont très-différens de ceux qu'on avoit coutume d'employer, & qui non-seulement en écartent les parties lors de l'écartement des mâchoires, mais encore permettent les mouvemens de côté. Ces ressorts s'appliquent aux deux Rateliers, même à ceux d'en haut, d'une manière aussi simple qu'elle est ingénieuse. Une mécanique également simple joint les Rateliers partiels aux Dents naturelles qui restent, & les Dents uniques, doubles, ou autres, s'ajustent avec la plus grande facilité, parce que M. de Chémant a trouvé le moyen de percer sa pâte pour y placer des goupilles, & d'y pratiquer les rainures qu'il juge convenables.

La manière dont il prend ses mesures pour les Dents qu'il veut remplacer ajoute beaucoup au mérite de son invention. Son procédé est tel que chaque pièce est comme moulée pour la place qu'elle doit occuper, & que s'il s'agit de Rateliers complets & de demi Rateliers, de Rateliers partiels, leur base emboîte le bord alvéolaire, ou la portion de ce bord sur lequel on les applique, ce qui assure la solidité de leur position, & prévient les pressions douloureuses qu'ils pourroient faire. Ce procédé leur donne la facilité de conserver, aussi long-temps qu'il le veut, des moules de toutes ses pièces, de même qu'il lui est aisé de faire prendre des mesures justes & précises pour des personnes éloignées qu'il n'a jamais vues; & pourvu qu'on lui indique exactement la couleur des Dents s'il en reste, il est sûr d'envoyer des pièces qui s'ajusteront avec la plus grande exactitude, & qui iront aussi bien que s'il avoit pris les mesures & qu'il les eût appliquées lui-même.

La pâte de M. de Chémant est très-solide; on ne peut la casser entre les mains qu'en y mettant une grande force. Leur matière fait feu avec le briquet; elle est inaltérable par les acides. Sa pesanteur est moindre que celle de la porcelaine. M. Brisson, qui a bien voulu la déterminer, trouve qu'elle est d'une once deux gros soixante-neuf grains par pouce cube, au lieu que la porcelaine de Séve, la plus légère des dix-sept espèces de porcelaines qu'il ait soumises à la balance, pèse une once trois gros neuf grains.

Après avoir examiné les Rateliers & Dents que fabrique M. de Chémant, après avoir vu la manière dont il prend ses mesures & forme ses moules, avoir pris connoissance de ses ressorts & de la monture des pièces qu'il emploie, nous avons cru que, pour répondre à la confiance de l'Académie, nous

[15]

devions voir de ſes pièces en place ; nous nous ſommes tranſ-
portés en conſéquence chez pluſieurs perſonnes qui en font
uſage, & qui ont conſenti à ſe faire voir & répondre à nos
queſtions ; nous avons vu des Dents de toute eſpèce. Les perſonnes chez qui M. de Chémant nous a conduits, ſont preſque
toutes d'un état diſtingué, & par là hors de ſoupçon d'avoir eu
d'autres motifs dans ce qu'elles nous ont dit, que celui de
rendre juſtice à la vérité. Elles nous ont aſſurés qu'elles n'éprou-
voient aucune incommodité de la part des pièces dont elles font
uſage, & qu'elles s'y ſont accoutumées en peu de tems & avec
facilité. Elles s'en ſervent pour manger, & trouvent que ces
pièces favoriſent autant la maſtication que l'action de parler,
en même-tems qu'elles corrigent la difformité qui réſulte de
la privation des Dents. Nous n'en avons pas vu chez qui les
pièces dont il s'agit aient éprouvé la moindre altération pour
la couleur, ni la moindre briſure ; & quand cela arriveroit &
qu'il s'en mêleroit quelques éclats avec les alimens, nous
croyons pouvoir aſſurer qu'il n'en réſulteroit rien de fâcheux,
& que ces éclats traverſeroient le canal alimentaire ſans faire
plus de mal que les portions d'os, les arêtes de poiſſon, &
autres corps durs que l'on eſt expoſé à avaler en mangeant. Il
n'y a donc rien à craindre des Dents & Rateliers faits par
M. de Chémant, qui réuniſſent d'ailleurs tous les avantages
que l'on peut déſirer.

L'Académie nous permettra ſans doute, de conclure, de ce
qui vient d'être dit, que les Rateliers & Dents artificielles de
M. de Chémant méritent d'être approuvés par elle, & qu'il
ſeroit à propos qu'il fut fait mention dans l'Hiſtoire de l'appli-
cation heureuſe qu'il a faite d'une matière dure & incorruptible
à un objet auſſi utile que celui de remplacer les Dents lorſqu'elles viennent à manquer.

A l'Académie Royale des Sciences, *le 10 Juin 1789. Signé*
D'ARCET ET SABATIER.

Je certifie le préſent Extrait conforme à l'original & au
jugement de l'Académie. A Paris, le 21 Juin 1789.

Signé le Marquis de CONDORCET.

Après des découvertes auſſi intéreſſantes,
ſanctionnées par des Sociétés ſi éclairées & ſi
reſpectables, j'avois lieu de penſer que je n'é-

[16]

prouverois aucune contradiction de la part de ceux qui profeffent le même Art que moi ; cependant il s'en eft élevé audacieufement un (M. Dubois-Foucou, Dentifte du Roi), qui avoit avancé des affertions capables d'induire le public en erreur fur les vrais avantages de mes nouvelles Dents , comme il avoit échoué dans fes premières tentatives, je n'aurois pas cru qu'il voulut en hafarder de nouvelles ; cependant il cherche encore à déprimer ma découverte en avançant que le foie de foufre noircit mes Dents , comme fi la falive avoit la même action (1); enfin qu'elles font d'un tiers plus pefantes que les Dents de fubftances offeufes, Ces imputations dénuées de vérités , ne pourront faire aucune impreffion , fur-tout en connoiffant le mobile qui fait agir M. Dubois-Foucou ; la jaloufie, je lui demanderai cependant pourquoi, fi mes Dents fontfufceptibles de pareils inconvéniens, a-t-il eu recours à mon induftrie pour fe faire placer deux petites Dents molaires à fa fupérieure mâchoire (2)? pourquoi m'en a-t-il fait faire pour fes malades, pour lefquels je n'ai voulu exiger aucune rétribution , ainfi que pour lui. Mais telle devoit être la récompenfe de mes travaux , que j'ai donné deux Denst pour me mordre, & je terminerai comme dans ma première differtation en 1788 par cette épigramme , qui feule peut me fervir de réponfe.

---

(1) Voyez le Certificat de M. Sage , page 23.
(2) Comme notre Art nous impofe le fecret pour les per. fonnes qui nous accorde leur confiance je ne me ferois point étayé de ce moyen de juftification fi M. Dubois Foucou lui-même n'étoit convenu de ces faits devant l'Académie.

Un

Un Dentiste disoit, ah ! pour prix de mes soins,
Orgon, sens-tu combien ton désaveu me touche ?
Contre ta langue, ingrat, j'ai pourtant deux témoins ;
Qui sont-ils ? les deux Dents qu'à mon Art doit ta bouche.

Je n'aurois pas pensé à rappeler cette querelle avec M. Dubois-Foucou, si ce dernier ne cherchoit tous les jours à diminuer la confiance dont le public a daigné m'honorer ; & ce n'est pas sans peine que je me détermine à me justifier d'une pareille inculpation ; mais M. Dubois-Foucou ayant manqué à la parole solemnelle qu'il m'avoit donné, de laisser là une question où il avoit échoué, j'ai un droit naturel à le repousser ; & ce sera par la suite avec plus d'énergie, si enflé, outre mesure, de ses talens, il ne rougit pas de dénigrer les miens, malgré la justice qu'il leur a rendu dans le principe.

Après le témoignage que M. Dubois-Foucou, dans l'accès même de la jalousie, est forcé de rendre à ma nouvelle découverte, après les attestations authentiques que plusieurs Académies m'ont prodigué sur le succès de mes opérations, le public ne peut ni ne doit avoir aucune méfiance sur l'utilité de mes procédés dans la fabrication des nouvelles Dents & des Rateliers de ma composition ; mais pour fixer de plus en plus le jugement du public sur ces objets de première nécessité, & pour ne lui laisser rien à désirer sur leurs avantages, j'insère ici les certificats des personnes qui se sont conciliées constamment son estime & la confiance.

B

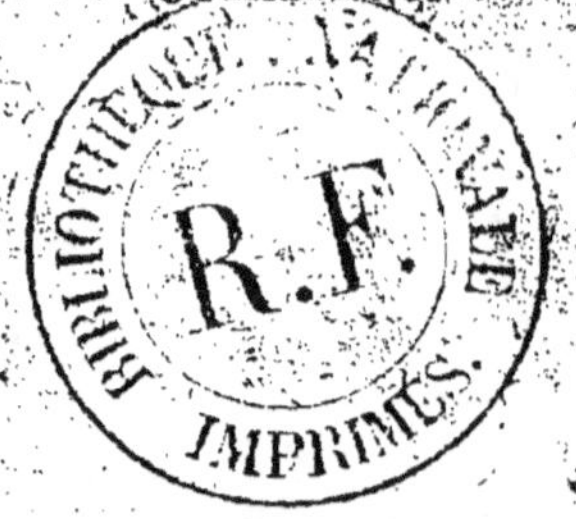

CERTIFICATS.

Je fouffigné certifie que les Rateliers d'une compofition particulière, faits & imaginés par M. de Chemant, Chirurgien & Dentifte, n'ont aucuns des inconvéniens de ceux, depuis tous les tems faits avec la dent de cheval marin, & autres fubftances animales, qui procurent en général une mauvaife odeur ; que les fiennes ont l'avantage de réunir la bonté, la folidité, ainfi que la couleur naturelle qui ne change jamais ; qu'ils font en tout préférables par leurs falubrité, aux anciens dont j'ai fait ufage avant les fiens ; qu'il eft heureux pour l'humanité qu'il ait rencontré un moyen de contribuer à fa confervation, par l'un des réfultats d'une première digeftion, dont les autres s'opèrent laborieufement à fon défaut : ce que je puis affirmer tant par l'ufage que j'en fais, que par les perfonnes auxquelles je les ai confeillé, qui, comme moi, mangent & parlent avec facilité, comme porteurs de Dents naturelles ; en foi dequoi je lui ai délivré le préfent, autant par juftice que par reconnoiffance, pour lui fervir à telles fins que de raifon. A Paris, le dix Novembre mil fept cent quatre-vingt-neuf.

C A D E T, du Collège & Académie
Royale de Chirurgie.

Je fouffigné certifie que m'étant trouvé dans le cas d'avoir recours au talent de M. Dubois de Chemant, en fa qualité de Dentifte, il m'a fait à la mâchoire fupérieure uu Ratelier partiel, au moyen duquel j'ai recouvré, depuis près de

deux ans, l'ufage fi néceffaire de la maftication,
fans en avoir éprouvé jufqu'aujourd'hui ni incommodité ni douleur : ce que peuvent &
doivent même atteſter tous les différens Commiffaires qui ont été nommés pour vérifier la
vérité des faits que je certifie ; en foi dequoi,
& pour rendre la juſtice due de ma part à
M. Dubois de Chemant, j'ai figné le préfent
Certificat. A Paris, le fix Juillet mil fept cent
quatre-vingt-dix.

DELAPLACE, âgé de 84 ans.

Je vous avois promis, Monfieur, un Certificat
de ma part, fi je me trouvois fatisfait de l'ufage
de vos nouvelles Dents, vos fuccès ayant ré-
pondu à mon attente, je crois remplir un acte
de juſtice & être utile au public en vous donnant
l'atteſtation fuivante.

Je certifie donc, que je fuis très-content de
la pièce que vous m'avez faite pour remplacer
les deux Dents qui me manquent, que je m'y
fuis habitué en fort peu de tems, que je mange
deffus & fans aucune douleur, comme je le
faifois fur mes deux propres Dents, avant
l'accident qui me les a brifées ; qu'elle n'a pris
& ne peut prendre aucune efpèce d'odeur, vû
la matière dont elle eſt compofée & fa très-
grande dureté, qu'elle a confervée parfaitement
fa couleur & fa beauté, ce que je n'ai point
éprouvé de celles de cheval marin dont je me
fervois précédemment, dont la couleur s'étoit
altérée dans fort peu de tems, qui avoit con-
tracté une mauvaife odeur & s'étoient corrompues
au bout de deux ans, de manière à ne pouvoir

plus m'en fervir. Je vous autorife , Monfieur ,
avec plaifir , de faire tel ufage qu'il vous con-
viendra du préfent Certificat pour votre utilité
& celle des autres ; & fuis bien fincèrement ,

MONSIEUR ,

Votre très-humble & très-
obéiffant ferviteur ,
PLANTAMOUR.

Paris , le 23 Avril 1790.

Etant obligé , Monfieur , de partir demain
pour la campagne , je ne pourrois recevoir la
vifite de MM. les Commiffaires nommés pour
l'examen de vos Rateliers ; mais fi mon atteftation
par écrit peut fuffire , je leur certifierai que je
me fers de votre Ratelier depuis un an , avec
le plus grand fuccès. Il eft fi jufte dans fes
proportions & cole fi bien fur mes vieilles gencives , que je le crois fouvent faire partie de
mes mâchoires ; enfin il eft fi bien fait que les
perfonnes qui me voyent le plus fouvent croyent
voir mes propres Dents , & je puis affurer à
quiconque que je parle , bois , & mange comme
je faifois à 30 ans , ainfi que le peut certifier
M. Brafdor , de l'Académie de Chirurgie , que
vous connoiffez & avec lequel je dîne quelquefois.

Si les éloges d'honnêteté & de douceur que
vous mettez , Monfieur , dans vos opérations &
vos procédés pouvoient ajouter à vos talens ,
je ferai le premier à attefter ces faits ; mais la
réputation dont vous jouiffez & les approbations
que vous avez obtenus des plus favantes Com-
pagnies de l'Europe , font bien au-deffus de mon

atteſtation & bien faites pour vous continuer la confiance que vous avez ſi bien mérité du public.

Je ne ſuis point étonné, Monſieur, de l'injuſte conteſtation que vous a ſuſcité M. Dubois-Foucou : il faut vous attendre encore à de plus fortes ataques ; car plus on a de mérite, plus on fait de jaloux ; mais avec des ſuccès auſſi conſtans que les vôtres, vous parviendrez aiſément à diſſiper ces nuages que la calomnie élève & que la vérité fait diſſiper, & avec le tems vous forcerez tous vos confrères à travailler à vous imiter, s'ils le peuvent, avec d'autant plus de raiſon que le public connoîtra, par votre diſſertation, les inconvéniens inſéparables de l'uſage des ſubſtances animales.

En effet, Monſieur, ſi la mauvaiſe odeur qni s'en exale peut être nuiſible à la ſanté, à plus forte raiſon ne peut-elle pas l'être étant continuellement dans la bouche. Je vous dirai même, à cet égard, que vous rendrez ſervice, non-ſeulement aux perſonnes qui ſont dans le cas d'en faire uſage, mais encore à toutes les perſonnes qui fréquentans les ſociétés & les ſpectacles, reſpirent un air contagieux. Car, ſuppoſé qu'il y ait deux mille perſonnes à l'Opéra, il y en a cinq cents qui ont une petite portion d'hipopotame, ramaſſez d'idée toute ces portions oſſeuſes, vous verrez bientôt un ſquelette entier de cet animal, qui, s'il étoit ſur la ſcène, feroit bientôt fuir tous les ſpectateurs par la putréfaction ; & le dégoût qu'il pourroit inſpirer feroit le plus ſûr moyen pour anéantir ſon commerce. Badinage à part, je vous ai toujours bien de l'obligation des ſoins que vous vous êtes donné pour moi, & ſi mon

[22]

attestation peut être la preuve de ma reconnoiſ-
ſance, je vous prie d'en diſpoſer comme bon
vous ſemblera ; je vous prie ſeulement de ne
pas me nommer, il ſuffit que M. Brador me
connoiſſe. J'ai l'honneur d'être, &c.

Paris, ce 15 Février 1789.

C***.

LETTRE aux Auteurs du Journal.

Paris ce 13. Février 1789.

MONSIEUR,

Déſirant rendre hommage à la vérité & aux talens de M. de
Chémant, Auteur des nouvelles Dents & Rateliers incorruptibles, d'une compoſition particulière, je puis aſſurer qu'elles
poſſèdent tous les avantages des autres Dents & Rateliers,
ſans en avoir les inconvéniens ; qu'elles ne donnent aucune
odeur & qu'elles conſervent toujours leur beauté, outre qu'on
s'y habitue avec la plus grande facilité, ce que je certifie, tant
par l'exemple que j'en ai, que par l'uſage que j'en fais moi-
même depuis plus de ſix mois.

Signé GEOFFROY, Docteur-Régent
de la Faculté de Médecine de Paris.

Lettre de M. le Comte de Coupa à M. de Chémant.

De Turin le 6 Juin 1792.

J'ai reçu, Monſieur, le Ratelier partiel que vous m'avez
envoyé, la juſteſſe avec lequel il eſt fait ne m'a fait éprouver
aucuns obſtacles dans ſa poſition. Je vous avouerai que je
doutois beaucoup que vous puiſſiez réuſſir à le faire auſſi par-
fait ſans ma préſence, mais vous avez ſurpaſſé mon attente ;
jugez du plaiſir que je goûtra à rendre à vos talens l'hommage
qu'ils méritent. Je ſuis, Monſieur, rempli d'admiration pour
votre découverte,

Votre très-humble, &c.
LE COMTE DE COUPA.

[23]

Je soussigné certifie que les Dents & Rateliers d'une composition particulière, fait par M. Dubois de Chémant, n'ont aucuns des inconvéniens de ceux fait avec le cheval marin ou autres substances animales, qui sont susceptibles de se corrompre & qui donnent une odeur plus ou moins désagréable, au lieu que ceux de M. de Chémant réunissent la beauté, la solidité & la salubrité, qualités qui sont d'ailleurs constatées par l'expérience & les approbations qu'il a réunies en sa faveur, & qui sont bien au-dessus de tout ce que je pourrois moi-même certifier à cet égard. J'atteste de plus que je les ai préféré même aux Rateliers de porcelaine que j'avois imaginé pour mon usage, il y a dix ans, soit parce qu'ils sont susceptible d'être mieux faits, soit parce qu'ils sont faits d'une matière plus légère, soit enfin parce qu'ils imitent la couleur naturelle des Dents & qu'ils la conservent toujours. Je crois devoir cette attestation, tant pour rendre hommage a la vérité & aux talens de M. de Chémant, que pour témoigner la satisfaction que j'éprouve de voir un Artiste de son mérite, qui, avec le tems, pourra purger de la bouche ces matières corruptibles & infectes que la pratique avoit adopté jusqu'à présent. A Paris, ce vingt Octobre mil sept cent quatre-vingt-neuf.

DUCHATEAUT, Apothicaire
à Saint-Germain-en-Laie.

Paris le 2 Avril 1790.

L'expérience, Monsieur, confirme ce que j'ai eu l'honneur de vous dire, lorsque vous m'avez fait part qu'on avoit avancé que le foie de soufre avoit de l'action sur vos Dents artificielles & les noircissoit.

J'ai laissé pendant trois jours deux de ces Dents, dans une dissolution de foie de soufre, d'où je les ai ensuite retirées : après les avoir lavées, j'ai reconnu qu'elles n'y avoient éprouvé aucune altération.

Je conserve une de ces Dents pour pouvoir servir au besoin, si l'on vous disoit encore que le foie de soufre a de l'action dessus.

SAGE, de l'Académie des Sciences,
Directeur de l'Ecole Royale des Mines.

J'ai pefé la Dent d'hyppopotame parfaitement feche, & enfuite pénétré d'eau. Lorfqu'elle est seche, le pouce cube de cette Dent pefe 1 once 1 gros 14 grains : lorfqu'elle est pénétrée d'eau, le pouce cube pefe 1 once 1 gros 54 grains : ce qui fait voir qu'elle prend 40 grains d'eau par pouce cube. Si on la compare à la mati... les Rateliers de M. de Chémant, dont le pouce cube pefe 1 once 2 gros 60 grains, on trouve que le poids de la Dent d'hyppopotame est au poids de la matière des des Dents de M. de Chémant, comme 8 est à 9, ou comme 16 est à 18.

J'ai de plus pefé un Ratelier inférieur fait de la matière de M. de Chémant : je certifie qu'il n'a pefé que 4 gros 34 grains : les deux Rateliers ensemble ne peferont donc au plus que 9 gros. En foi de quoi j'ai donné le préfent certificat. A Paris ce 19 Juin 1789.

BRISSON, de l'Académie
Royale des Sciences.

N. B. Comme plufieurs annonces ont été inférées depuis quelque tems dans les papiers publics relativement aux Dents & Rateliers artificiels ; & les fubftances qu'on y propofe pour remplacer les Dents naturelles, font déguifées de manière à faire préfumer que j'ai communiqué, ou qu'on a découvert le fecret de ma compofition, pour éviter toute erreur, je crois devoir prévenir le public que je n'ai communiqué ma découverte à perfonne, & que c'est à moi feul qu'on doit s'adreffer, ainfi que pour mon eau balfamique & fpiritueufe pour la confervation des Dents & les maladies de la bouche, Hôtel de Sillery, N° 4, Place & Cul-de-fac de Conty, derrière la Monnoie, à Paris.

M. de Chémant est visible de midi à deux heures, & de trois à fix, excepté les Dimanches & Fêtes.

De l'Imprimerie de CAILLEAU, l'un des Électeurs réunis au 14 Juillet 1789, rue Gallande, N°. 64.